AF321876

LIGUE NATIONALE BELGE CONTRE LE PÉRIL VÉNÉRIEN

SOUS LE HAUT PATRONAGE DE S. M. LA REINE DES BELGES

Rapport sur l'Œuvre accomplie par la Ligue

PAR

Madame WILLIAM BURLS

Secrétaire de la Ligue Nationale Belge contre le Péril Vénérien

Rapport présenté au premier Congrès de la Ligue Nationale Belge contre le Péril Vénérien — 8 et 9 octobre 1922.

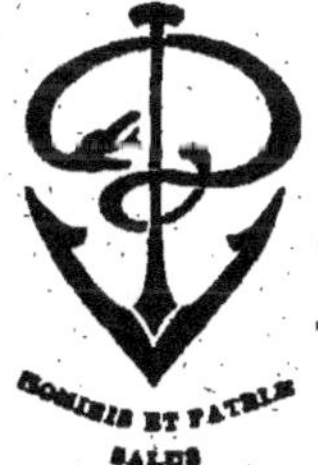

Pour tous renseignements, adressez-vous à la Ligue Nationale contre le Péril Vénérien, 80, rue de Livourne, 80, Bruxelles
TÉLÉPHONE 437,33

Ligue Nationale Belge
contre
le Péril Vénérien

Sous le Haut Patronage de S. M. la Reine des Belges

Rapport sur l'Œuvre accomplie par la Ligue

présenté par Mme WILLIAM BURLS,
secrétaire de la Ligue Nationale Belge contre le Péril vénérien.

MADAME,
Mesdames,
Messieurs,

A proprement parler, la LIGUE NATIONALE BELGE contre le PÉRIL VÉNÉRIEN n'a pas encore vécu, c'est-à-dire qu'elle n'a pu donner encore les preuves tangibles de son activité et de l'énergie qui l'anime. En effet, la constitution définitive n'en remonte qu'au 15 juillet 1922, et ces trois mois ont été consacrés à concentrer tous nos efforts et à mettre au point la solution du vaste problème qui nous préoccupe. A l'heure où s'ouvre notre Congrès, nous pouvons déclarer que la période d'incubation est terminée et que nous sommes prêts à l'action. Notre organisme est en ordre de marche, et c'est aujourd'hui que nous donnons le premier signal de la grande lutte antivénérienne que, d'un seul coup, nous entreprenons dans le pays tout entier.

Ne perdons pas de vue qu'une campagne réussit d'autant mieux qu'elle est faite plus énergiquement et plus rapidement. C'est le but que nous nous imposons. Du moment où nous sommes déterminés à combattre le fléau qui sévit de façon si alarmante en Belgique comme ailleurs, pourquoi tergiverser et ne pas mettre en œuvre tous les moyens susceptibles d'en triompher? Il semble que la question soit bien difficile à résoudre. Que de préjugés à déraciner! Que de mesures législatives à améliorer! Que de perfectionnements à apporter dans les facilités d'application du traitement!

Et pourtant nous avons la conviction que la question n'est pas si ardue qu'elle le paraît, si nous parvenons à obtenir le concours de chacun. Et celui-là nous paraît acquis. Il suffit, pour s'en convaincre, de constater l'appui que TOUS, ici présents, avez bien voulu accorder à nos premiers efforts. Les encouragements nous sont venus de partout. La première, S. M. la Reine a compris la gravité d'un fléau qui, non seulement menace l'individu, mais contamine une race et fait d'innombrables victimes innocentes, — d'un mal qui dépeuple un pays et qui crée des individus tarés, source de déchéance physique et de déficit économique. Comme vous venez de l'entendre, c'est Elle qui fut l'inspiratrice de notre œuvre. Notre pays éprouvé ne peut assez L'en remercier et nous La prions de bien vouloir agréer ici l'expression de nos sentiments les plus reconnaissants et l'hommage de notre déférente gratitude.

L'appui de S. E. le Cardinal MERCIER nous est aussi un gage infiniment précieux : « J'ai la confiance », nous écrivait-il récemment, « que tous ceux qui, par leur action, par la parole ou par la plume, collaboreront à votre œuvre, s'inspireront toujours des préoccupations élevées d'hygiène et de morale qui vous la font entreprendre et guident en ce moment notre adhésion. »

Nos remerciements vont ensuite à M. Brunet, Président de la Chambre des Représentants, qui, dès la première heure, a montré la nécessité d'agir, de créer une œuvre d'assainissement de notre pays et qui a donné au mouvement antivénérien l'impulsion créatrice.

M. le vicomte Berryer nous a, dès le début aussi, donné un appui sans réserve et nous a encouragé de toutes ses forces à réaliser nos idées. Il nous a donné les marques les plus décisives de l'intérêt qu'il porte à notre Ligue, dont il a compris, un des premiers, la portée et le but.

M. le gouverneur Beco reste ce qu'il fut toujours, le vaillant pionnier que tous ceux qui s'occupent de prophylaxie sanitaire et morale ont toujours vu mener le bon combat, le protagoniste convaincu et agissant d'une action vigoureuse contre les maladies vénériennes, dont plus que tout autre, il a signalé les dangers au pays.

M. BRUNET, président de la Chambre des Représentants, M. le vicomte BERRYER, ministre de l'Intérieur et de l'Hygiène, et M. BECO, gouverneur du Brabant, tous trois membres de notre Comité d'Honneur, ont été, dans le pays, des pionniers de la lutte antivénérienne. Le moment est venu où ils atteignent le but de leurs efforts. Notre meilleur mode de remerciements consistera donc à donner à notre Ligue toute la vitalité qu'ils lui souhaitent, à en faire un instrument de propagande intense et à rechercher, en toutes occasions, les réalisations pratiques qui en feront un organisme utile.

Le gouvernement a bien voulu, par l'allocation d'un premier subside de 50,000 francs, nous témoigner l'intérêt qu'il porte à nos efforts. Nous tenons à rappeler ici le rôle si important que le gouvernement a joué dans la lutte antivénérienne. Après l'armistice, il a compris qu'il fallait prendre des mesures d'urgence pour prévenir une inévitable extension du fléau; au milieu du désarroi qui a succédé à la guerre, il a pu, en utilisant les rouages dont il disposait déjà, organiser la lutte avec un remarquable succès. Plus tard, on chercha à procéder plus systématiquement et le Conseil supérieur d'Hygiène élabora un projet de prophylaxie que le gouvernement s'empressa d'adopter et d'appliquer avec une efficacité croissante; actuellement, il fournit gratuitement les médicaments stérilisants et subventionne largement les cliniques et polycliniques qui s'occupent de traiter les maladies vénériennes.

C'est là une initiative prise par bien peu de pays encore, et il y a lieu d'en reconnaître le caractère de haute générosité. Dans l'impulsion nouvelle que nous voulons donner à la lutte, le gouvernement nous assure son concours le plus actif, et nous tenons à lui en exprimer notre profonde reconnaissance.

Comme pionniers de la lutte antivénérienne, nous devons encore rendre hommage aux savants et aux médecins qui, depuis tant d'années, ont travaillé à cette même cause. Peu de nations peuvent citer des noms comme ceux des professeurs BORDET, GENGOU, MORELLE, HERMAN, MALVOZ, BAYET, qui, par leurs recherches et leurs travaux scientifiques, ont fait faire de considérables progrès à la syphiligraphie, et dont les noms sont constamment cités à l'étranger. Parmi les véritables apôtres de la lutte antivénérienne, nous devons citer en tout premier lieu le docteur LE CLERC-DANDOY qui a porté, presque à lui seul jusqu'ici, la campagne dans le domaine éducatif scolaire. Depuis plusieurs années aussi, Mme Jane BRIGODE, présidente de l'Union patriotique des Femmes belges, a mis à l'ordre du jour de son programme une énergique campagne contre ces fléaux sociaux. Elle a déjà conférencié maintes fois à ce sujet, et nous pouvons citer comme un exemple de magnifique apostolat le cycle de soixante-quinze conférences antivénériennes qu'elle organise au cours de cet hiver, où Mlle Van den Plas et elle-même prendront chacune vingt-cinq fois la parole.

De pareils efforts sont admirables. Mais comme le disait l'un des spécialistes en la matière, dans un discours inaugural prononcé à l'Institut médical de Liverpool, en 1914, Charles MACALISTER, « l'ennemi n'a cessé de demeurer invaincu et menaçant, pour la raison que nulle coordination des forces de combat n'a été tentée pour en devenir maître. Le corps médical, ajoutait-il, qui n'a guère jusqu'ici travaillé qu'à réparer les tristes ravages de l'invasion du mal, invite maintenant le public tout entier à collaborer dans un vaste effort pour en triompher. »

C'est précisément là, Mesdames et Messieurs, le premier des buts de notre Ligue : celui de réunir, de coordonner, de mettre en action toutes les forces scientifiques, morales et sociales qui ont pour objectif la lutte contre les maladies vénériennes.

Puisque la portée directe de mon rapport est de vous faire connaître l'œuvre déjà accomplie par la Ligue, il ne me semble pas présomptueux d'affirmer que ce premier but est déjà atteint. Il suffit, pour s'en rendre compte, de parcourir la liste des membres de notre Comité d'honneur et de notre Conseil Supérieur. Les délégués des principaux corps scientifiques du pays y figurent : de l'Académie de Médecine, des quatre Universités, de la Croix-Rouge de Belgique, de la Fédération médicale, des sociétés de syphiligraphie, d'urologie, d'eugénique, d'hygiène mentale; — des délégués des différents cultes, de l'enseignement, de la presse; — des représentants des ministères de l'Intérieur, des Colonies, de la Justice et de la Défense nationale; — des directeurs des principaux laboratoires du pays; — des délégués des fédérations des mutualités de tous les partis. Chacun d'eux nous aidera dans sa sphère et contribuera à nous faciliter l'œuvre entreprise.

En outre, nous avons cru opportun de nous mettre en rapport avec un grand nombre de sociétés existantes afin de concerter avec elles des meilleures méthodes de propagande et de la meilleure réalisation pratique à leur donner. C'est ainsi que nous avons dès maintenant créé des affiliations plus ou moins intimes avec l'Union chrétienne des Jeunes Gens, le Conseil national des Femmes, les Œuvres sociales féminines chrétiennes, l'Ecole de Service social, l'Union patriotique des Femmes belges, la Fédération des Femmes universitaires, la Fédération des Sociétés antialcooliques, la Société d'Eugénique, celle d'Hygiène mentale, la Fédération des Sociétés de Culture morale, l'Alliance d'Hygiène sociale de Tournai, l'Union nationale des Mutualités socialistes, les Mutualités chrétiennes, la Centrale d'Education ouvrière, et bien d'autres groupements encore. Avec toutes ces sociétés nous travaillerons en commun accord; nous leur procurerons les conférenciers, le matériel de propagande, — appareils de projections, clichés, films, tableaux-diagrammes, — et aussi des tracts et brochures destinés à propager notre action dans tout le pays. Nous continuerons nos efforts dans ce sens de manière à accroître considérablement notre champ de propagande.

Nous avons acquis à cet effet divers rouleaux de films, et notamment deux films qui nous viennent d'Angleterre et qui illustreront nos conférences. Nous avons fait aussi l'acquisition de plusieurs séries de clichés pour projections. Quant aux tracts destinés à attirer l'attention du public sur les dangers des maladies vénériennes, nous avons publié, outre les mille brochures qui déterminent exactement le programme de notre Ligue et les principes de son organisation générale, 30,000 petits tracts illustrés, dont plusieurs milliers sont édités en flamand et qui sont distribués à la fin de nos conférences.

15,000 brochures plus importantes viennent de sortir de presse et sont destinées aux étudiants des quatre Universités, ainsi qu'aux élèves des écoles supérieures.

Enfin, nous avons à remercier tout spécialement l'illustre dessinateur, Louis RAEMAEKERS, qui, toujours prêt à flageller les fléaux de l'humanité et à travailler à l'œuvre d'amélioration sociale, quel qu'en soit le domaine, a généreusement offert à notre Ligue l'affiche si grandement inspirée et si impressionnante qui est destinée à propager dans toute la Belgique et à l'étranger, avec toute la force de son magistral coup de crayon et l'énergie de sa pensée émouvante, le symbole tragique de l'hécatombe meurtrière que la syphilis prélève si cruellement.

Toute cette propagande est évidemment l'un de nos buts les plus directs. Comme l'a fait remarquer le professeur BAYET, dans l'exposé des principes de la Ligue, la véritable campagne du moment consiste à diriger le plus grand nombre de syphilitiques vers les centres de traitement. La lutte est passionnante à poursuivre, d'autant plus que les progrès de la thérapeutique moderne permettent de stériliser les porteurs de germes et d'enrayer ainsi les progrès de la transmission du mal. A cette campagne s'ajoutera la campagne morale dont les bienfaits ne tarderont pas à se faire sentir à leur tour. Les deux questions se touchent de fort près, et l'on peut assurer, avec le docteur CARLE, que « pour être un progrès véritable au sens humain du mot, l'amélioration matérielle doit être accompagnée de l'amélioration morale, de l'éducation ! »

Il est aisé de comprendre que cette propagande morale doit être d'abord éducative. L'ignorance ! C'est elle assurément qui est le pire ennemi à combattre ! Que de jeunes gens chez qui s'éveillera plus tard le regret de n'avoir PAS SU, d'avoir ignoré avec quelle facilité se contractent les maladies vénériennes, de n'avoir pas compris la nécessité indispensable d'un traitement précoce. L'ignorance, et aussi l'insouciance et la négligence. Mais, quelle qu'en soit la raison, c'est l'éducation qui doit jouer son rôle et intervenir, non pas seulement pour faire connaître les dangers des maladies vénériennes, leurs ravages, leurs conséquences proches et lointaines, mais pour éveiller la « conscience hygiénique » de l'individu, faire appel au sens de la responsabilité qu'il a vis-a-vis de sa famille et de la génération à venir, et créer en lui ce sentiment de « self-respect » et de « self-control » qui sont des facteurs essentiels de succès dans la lutte antivénérienne.

C'est donc à nous de diriger cette éducation dans la voie qui nous apparaît si nette et si bien dessinée. Pour cela, il nous a fallu d'abord recruter nos conférenciers. Tous ceux que nous avons sollicités ont répondu à notre appel. Nous avons déjà à notre tableau plus de quatre-vingts conférenciers qui ont accepté de mener la campagne avec nous, et nous en rallierons d'autres encore. Notre programme comporte un chiffre de cinq cents conférences à donner au cours de cette première année, et nous désirons atteindre la centaine avant la date du 1er janvier. Craignant que les conférences isolées soient sans portée suffisante, notre Comité a décidé d'organiser des cycles comportant le plus généralement trois conférences, parfois quatre; une sur les ravages et les dangers de la syphilis, une autre sur la blennorrhagie, une troisième de propagande morale et la dernière de portée sociale. Il nous arrivera bien certainement de fusionner en une les deux conférences médicales ou de ne donner qu'une seule conférence morale et sociale à la fois. Mais le principe reste le même : répéter nos avertissements deux ou trois fois afin de conquérir plus d'emprise sur le public. D'autre part, éviter toute exagération et ne citer que des faits positifs et vrais qui parlent suffisamment par eux-mêmes.

Le talent de nos conférenciers devra donc se prêter aux circonstances. Le tact et la mesure seront leur première préoccupation et ils devront s'adapter aux divers milieux qu'ils auront à instruire. La petite brochure qui résume notre programme donne une liste des milieux qu'il importe de toucher, car, ne l'oublions pas, c'est le public *tout entier* qui doit être instruit; le public en général, qui a déjà fait preuve de l'intérêt qu'il porte à la question en assistant, nombreux, aux premières conférences que nous avons données cette année, à Fontaine-l'Evêque, à Arlon et à Anvers; des conférences aux jeunes médecins, qui ne sont pas tous au courant des perfectionnements de cette branche spécialisée de la médecine; aux sociétés scientifiques, et le professeur BAYET a inauguré cette série en donnant une causerie pour les membres de la Commission médicale de la province de Namur; aux associations professionnelles; aux membres du personnel enseignant et nous sommes heureux de pouvoir annoncer que nous avons déjà obtenu l'adhésion de la Ligue de l'Enseignement et des principales fédérations d'instituteurs pour organiser en commun une série de conférences médico-pédagogiques; aux ouvriers, et l'Union nationale des Mutualités socialistes nous a demandé de lui réserver nos meilleurs conférenciers français et flamands pour traiter le sujet dans les principaux centres du pays; conférences à l'armée, où d'ailleurs la question est à l'ordre du jour depuis plusieurs années et dont le Lieutenant-Colonel GLIBERT vous fera connaître, dans le rapport qu'il développera aujourd'hui même, les méthodes d'organisation prophylactique; conférences aux jeunes gens des écoles supérieures et des universités; conférences aux parents, car *tous* ont le besoin d'être éclairés. En effet, les préjugés qui entourent encore la question des maladies vénériennes semblent avoir annihilé en quelque sorte la faculté de jugement d'individus qui, sur tout autre sujet, raisonnent logiquement et sainement. Ils en sont arrivés à une espèce d'immoralité inconsciente dont ils sont peut-être bien loin de se douter eux-mêmes, faute de l'analyser. Mais que dire d'une mère qui tolère, sous le toit qu'elle habite, qu'un fils ait pour maîtresse une femme de chambre ou la gouvernante de sa propre fillette, sous prétexte qu'elle sait au moins à qui il a affaire, et ne risque pas une pire débauche? Et n'y a-t-il pas à frémir quand on apprend qu'un père qui trouve son grand fils de vingt ans un peu niais, le pousse presque de force dans quelque mauvais lieu? Non, il y a là un sentiment d'oblitération morale presqu'inexplicable au sujet duquel il suffira de réveiller la conscience engourdie. Ce sont tous ces préjugés qu'il faut déraciner au plus tôt : le préjugé des « maladies honteuses » qui fait que le jeune homme se tait, cache son mal, et ne tente même pas le traitement immédiat, — le seul qui puisse le sauver; — le système de la réglementation de la prostitution, qui lui donne une fausse sécurité; — le système de la prophylaxie indivividuelle, qui n'est pas une garantie, et constitue même un danger; — le préjugé de l'impossibilité de la continence que l'exemple des pays anglo-saxons combat de lui-même et que la brochure de Louis COMTE, Secrétaire de la Ligue française de la Moralité publique, réfute de manière si absolue. Sapons tous ces préjugés, montrons la vérité des choses, prouvons qu'il y a maintes victimes innocentes de la syphilis, que celle-ci n'est fréquemment que le résultat d'une contagion conjugale ou d'une transmission héréditaire, et faisons comprendre que — quelle qu'en soit la cause, — le malade qui en est atteint DOIT se soigner. Il le doit à lui-même, il le doit à sa famille présente ou future, il le doit à son pays. CONSERVER SA SANTE EST UN DEVOIR SOCIAL. Vous ne pourrez mieux vous imprégner de cette vérité qu'en lisant la page magnifique que M. Georges RENARD, professeur au Collège de France, a adressée à la jeunesse de son pays : « Ton intérêt te commande la prudence. Ton avenir dépend de ta sagesse présente. Tu vaux beaucoup pour l'instant, ayant devant toi un nombre d'années qui peut être considérable. Mais si tu te laisses avarier et détériorer, tu perds aussitôt les trois quarts du prix auquel on t'estimait; tu descends sur le marché des valeurs humaines au rang des objets défraîchis qu'on achète au rabais. »

Ce sont ces notions que notre Ligue veut faire connaître à la jeunesse de Belgique. Aussi sa toute première œuvre de propagande s'adressera-t-elle aux jeunes gens de nos universités. La Ligue s'est chargée de la publication de 15,000 brochures qui se distribuent en ce moment aux étudiants des quatre universités, au fur et à mesure des inscriptions et des rentrées. Le surplus sera remis aux écoles supérieures du pays, écoles normales, écoles de commerce, écoles des mines, cours industriels, cours coloniaux, etc... Outre la description des signes principaux de la syphilis et de la blennorrhagie, l'attention de l'étudiant est attirée sur les dangers de ces maladies, sur la manière de les éviter et de les guérir s'il les a malheureusement contractées, et des considérations de prophylaxie morale y sont nettement formulées. Enfin, nous y avons donné une application de solution pratique en publiant la liste de tous les établissements du pays subventionnés par le gouvernement pour le traitement gratuit des malades atteints d'affections vénériennes, cette liste ne comportant pas moins de quatre-vingts-dix adresses de dispensaires, cliniques ou cabinets de médecins agréés.

Un cycle de trois conférences sera donné dans chacune des universités par des professeurs tels que les professeurs MORELLE, MALVOZ, MINNE, BAYET, les docteurs LE CLERC-DANDOY, VERSTRAETEN, LAKAYE, etc... et la propagande se poursuivra au cours de l'exercice universitaire par la distribution d'autres tracts et par de nouvelles conférences, si la nécessité s'en fait sentir.

D'autre part, la Ligue projette l'organisation, pour le dernier trimestre scolaire, de causeries dans les plus hautes classes des athénées et des collèges, et chez les élèves du quatrième degré, afin de prévenir le jeune homme de seize à dix-sept ans des dangers qui le menacent quand il quittera la vie surveillée de l'école pour embrasser une vie nouvelle, libre de contrainte, à laquelle rien ne l'a préparé.

Puis elle prêtera ses conférenciers et son matériel de propagande à toutes les associations qui lui en feront la demande, elle prendra elle-même l'initiative d'une série de conférences visant à traiter le sujet qui la préoccupe au triple point de vue médical, moral et social.

A ce propos, je tiens à attirer votre attention sur la constitution des trois commissions spéciales rattachées à notre Comité directeur : commissions d'études médicales, de propagande morale et d'assistance sociale. Ces commissions nous ont déjà rendu d'importants services, quoiqu'elles ne soient pas encore définitivement constituées. Nous savons qu'il y a encore un grand nombre de personnes dont la collaboration nous serait précieuse par leur activité, leur connaissance des œuvres sociales, leur compétence, leur influence sur certains groupements. Nous leur demandons instamment de se faire connaître. En attendant d'avoir rallié ces éléments nouveaux, nous tenons à remercier chaleureusement tous ceux qui ont travaillé avec nous dès la première heure et qui nous ont aidés à grouper de si nombreux adhérents. C'est avec eux tous que nous voulons compléter notre campagne de propagande, d'éducation et de prophylaxie, et que nous examinerons le problème au point de vue de ses rapports avec l'assistance sociale. Peu de chose a été fait en Belgique dans ce domaine. Mais, à côté des dispensaires-types dont le professeur MALVOZ et le docteur LAKAYE nous donneront la description et nous indiqueront le fonctionnement, nous pouvons entrevoir sans tarder le moment où se créeront des maternités pour femmes enceintes syphilitiques, des maisons de relèvement plus nombreuses, des pouponnières pour enfants hérédo-syphilitiques et des « hostels », sortes de refuges volontaires, calqués sur les organisations anglaise et américaine, où les victimes de l'endémie peuvent trouver à la fois un asile et la possibilité de subvenir à leurs propres besoins, tout en ayant toutes facilités pour suivre le traitement médical qui leur est imposé. Mme DERSCHEID-BRAUN, présidente de notre section d'Assistance sociale, vous fera connaître le résultat de ses enquêtes et la réalisation pratique que nous pouvons déjà inscrire à notre programme, c'est-à-dire la création d'un premier dispensaire type avec services annexes, à Bruges, que nous devons à la générosité de M. le ministre MASSON. C'est un point capital sur lequel nous tenons à attirer l'attention, car nous y disposerons d'un local spacieux, aéré, bien situé, qui se prêtera à toutes les exigences du traitement, tant au point de vue de la discrétion à y apporter qu'à celui du parfait agencement d'un laboratoire bien outillé et de salles de consultations bien aménagées. Nous pouvons y entrevoir aussi la possibilité d'une extension de nos moyens d'action et l'adjonction de services variés qui répondent à des besoins de notre campagne et qui feront de ce premier dispensaire un ensemble complet auquel nous accorderons tous nos soins.

Mlle MECHELYNCK présentera un autre côté de la question sociale : le rôle de l'infirmière-visiteuse et la manière dont elle peut nous aider dans la lutte antivénérienne, par le dépistage de la syphilis et de la blennorrhagie, par les conseils qu'elle peut donner aux familles qui en sont atteintes, et par son action sur le malade lui-même, pour le diriger vers les centres de traitement.

A tous ces points de vue, il nous a fallu réunir le plus de documentation possible. Nous nous sommes adressés à l'étranger et nous

avons déjà échangé une correspondance importante avec le NATIO-
NAL COUNCIL FOR COMBATING VENEREAL DISEASES, qui a
bien voulu déléguer à notre Congrès Mrs Neville-Rolfe, sa secrétaire,
nous donnant ainsi le témoignage de l'intérêt qu'il porte à nos premiers efforts; avec les sociétés similaires de Suisse dont le président, le Dr Dubois, nous fait l'honneur d'assister à nos séances, de
Roumanie, du Canada, de Hollande, avec le Musée social et le CO-
MITE NATIONAL D'HYGIENE SOCIALE ET D'EDUCATION PRO-
PHYLACTIQUE DE PARIS, qui, lui aussi, a tenu à se faire repré-
senter à notre Congrès en la personne de MM. Sicard de Plauzoles
et Emile Weisweiller. Nous avons également organisé notre service
de bibliographie et nous avons déjà établi quelques milliers de
fiches, classées alphabétiquement et analytiquement. Il nous reste
encore beaucoup à faire à ce sujet, surtout pour nous créer une
bibliothèque complète telle que nous la souhaitons. Nous constitue-
rons d'ailleurs sans tarder une section spéciale de littérature qui
encouragera nos conférenciers en se chargeant d'apprécier la valeur
scientifique et documentaire de leurs travaux et de faire publier
à nos frais ceux qui nous paraîtront le plus aptes à être répandus et
à servir notre propagande.

Tel est, dans ses grandes lignes, le plan général de notre organisation centrale. Si nous le jugeons opportun, nous désignerons
encore des «délégués spéciaux» auprès de certains groupements que
nous avons le désir d'atteindre, tels que les très nombreuses sociétés
sportives du pays, les fédérations de syndicats, certaines branches
de l'Enseignement non encore représentées à notre Conseil supérieur,
des associations professionnelles, le corps de préparation militaire,
les boy-scouts, enfin toutes les œuvres qui peuvent avoir un intérêt
direct à connaître le but que nous poursuivons et à s'adresser à
nous pour l'éducation de leurs membres d'après des méthodes qui
varieront selon les milieux et les désirs des chefs de ces diverses
associations, qui, dans la plupart des cas, ont une longue expé-
rience et une parfaite connaissance de la jeunesse qu'ils dirigent.

Mais il ne suffit pas d'une organisation centrale. La guerre, et
surtout l'occupation, ont exercé une influence néfaste et propagé le
mal dans toute l'étendue du pays, dans des proportions effrayantes.
Jadis Bruxelles et les grands centres industriels semblaient seuls
infectés. Aujourd'hui, le fléau est partout. Avant la guerre, la
syphilis rurale était chose presque inconnue. A l'heure présente, il
n'est guère de petite ville ou de village qui n'en soit atteint. Notre
organisation doit donc étendre son réseau sur toute la Belgique.

C'est la question qui nous a préoccupés au cours de ce dernier

mois. Si les neuf comités provinciaux ne sont pas encore tous définitivement et « officiellement » constitués, ils le sont du moins offi-
cieusement et nous tenons à adresser nos remerciements à toutes les
autorités, gouverneurs, évêques, généraux, bourgmestres, séna-
teurs, députés, conseillers et personnalités influentes qui ont
bien voulu accepter de faire partie de nos comités d'honneur et à toutes les personnes qui nous ont promis leur concours
actif. Nous savons que chaque comité nous fera connaître les
besoins de sa province au point de vue de la propagande et concourra
avec nous au succès de la lutte antivénérienne. C'est le meilleur gage
de la réussite finale. Car il est bien certain, — et c'est ce que nous
avons affirmé au début de notre exposé,— c'est de la coordination
de tous les efforts du pays que doit résulter la victoire. A ce point
de vue, d'ailleurs, n'est-il pas encourageant de constater l'unanimité
parfaite avec laquelle toutes les collaborations nous ont été accor-
dées? Nous n'avons pu encore, il est vrai, nous adresser qu'à un
nombre relativement restreint de collaborateurs. Mais l'heure est
venue où nous nous adressons au grand public. Celui-ci ne peut tarder à comprendre la gravité du fléau. Les chiffres fixés dans les
rapports qui seront présentés aujourd'hui même suffiront à l'en
convaincre. Partout, dans tous les pays, en Amérique comme en
Europe, on s'en rend compte à la fois. Partout l'étendard est levé,
et la croisade est commencée. Les progrès de la thérapeutique
moderne ont livré à l'humanité le secret de la stérilisation de la
syphilis. Le remède est à la portée de tous. La lutte ne peut qu'être
couronnée de succès pour autant que toutes les bonnes volontés
s'utilisent à montrer la gravité du mal, l'importance primordiale de
soins médicaux compétents et continus, la valeur d'une hygiène
sexuelle bien entendue et l'influence des facteurs moraux dans l'éducation. C'est pourquoi nous faisons appel au concours de tous :
appel aux pouvoirs publics. qui nous ont déjà donné un premier
appui sous forme d'un subside du gouvernement et d'un subside de
la province; — appel aux Eglises, dont la propagande morale peut
avoir une si salutaire influence sur notre campagne; — appel aux
législateurs, que les circonstances amèneront à s'inspirer des mesures heureuses adoptées dans d'autres pays; — appel à toutes les
femmes de Belgique, qui ont pour devoir de faire de leurs fils des
citoyens utiles, bons producteurs en temps de paix, bons défen-
seurs en temps de guerre; — appel à la presse, qui est toujours
prête à s'intéresser aux grands problèmes d'humanité et à prendre
l'épée quand il s'agit de défendre une noble cause; — appel enfin
au public tout entier qui, nous en avons la certitude, nous accor-
dera plus que sa sympathie, mais aussi son concours et son aide finan-
cière. Quand un pays comme les Etats-Unis a trouvé immédiatement

dans le public la somme fantastique de quatre millions de dollars pour mener sa campagne antivénérienne, ne pouvons-nous espérer aussi que la Belgique, toujours au premier rang quand il s'agit de grandes initiatives ne comprenne la gravité de l'endémie vénérienne et que l'obole de chacun puisse nous permettre de mener la lutte efficacement et rapidement? TOUS auront ainsi contribué à nous débarrasser d'une maladie redoutable qu'on a qualifiée sans exagération du nom de « peste » des temps modernes, maladie qui, — pire que la peste elle-même, — fait non seulement des ravages de mort individuelle, mais atteint la génération à venir dès avant l'heure de sa naissance. Les pires infections et les épidémies foudroyantes des temps passés ont perdu leur caractère nocif grâce aux progrès de la médecine préventive et curative. Que nos efforts se portent actuellement sur ce grand mal de la syphilis! Pour réussir, ayons la foi des médecins qui ont entrepris la lutte et qui ont la certitude de la mener à bien, s'ils sont suffisamment aidés par le public et par les malades eux-mêmes. Il importe en effet que ceux-ci comprennent toute l'importance du traitement et des soins qui leur sont prescrits et qu'ils concourent à travailler à leur propre guérison. A nous de les en convaincre. Alors seulement la victoire est certaine, la maladie perdra son caractère endémique qui la rend si pernicieuse, les cas deviendront de plus en plus rares, les symptômes moins alarmants, les conséquences lointaines moins fréquentes, et l'œuvre d'assainissement social sera accomplie. Concentrons nos efforts dans ce sens et enseignons à notre jeunesse ce que Brieux cherchait à faire comprendre aux jeunes gens de son pays, c'est qu'ils devraient sentir tout « l'orgueil de ce pouvoir créateur qui fait de chacun d'eux l'égal d'un dieu » et ne pas oublier qu'un grand devoir leur incombe, celui de « transmettre intact l'héritage dont ils ont le dépôt », héritage précieux dont ils ne peuvent méconnaître le caractère sacré et l'inestimable valeur!

Liste des brochures publiées par la
LIGUE NATIONALE CONTRE LE PÉRIL VÉNÉRIEN
RUE DE LIVOURNE, 80, BRUXELLES

1. Exposé des motifs et programme de la Ligue Nationale Belge contre le Péril Vénérien. . . . . fr. 1.00

2. Conseils aux Etudiants 0.30

3. Tract illustré sur les dangers des maladies vénériennes
   Edition française 0.30
   Edition flamande 0.30

4. Brochure publiant in-extenso les rapports du 1er Congrès de la Ligue Nationale Belge contre le Péril Vénérien 5.00

5. Rapport sur l'œuvre de la Ligue Nationale Belge contre le Péril Vénérien (15 juillet 1922 - 8 octobre 1922) par Madame William BURLS 0.50

6. Exposé des ravages de la syphilis par le Professeur BAYET et exposé des ravages de la blennorrhagie, par le Dr LE CLERC-DANDOY 0.50

7. Le développement moral de la Jeunesse, par Mgr VAN ROEY, vicaire général de l'archevêché de Malines 0.50

8. Les facteurs moraux dans l'éducation, par Madame Jane BRIGODE 0.50

9. La propagande anti-vénérienne en milieux scolaires, par le Dr LE CLERC-DANDOY 0.50

10. Ce que peut l'assistance sociale, rapport présenté par Madame DERSCHEID-BRAUN et Le rôle de l'infirmière-visiteuse, par Mlle C. MECHELYNCK . . 0.50

11. Le rôle du dispensaire anti-syphilitique, par le Professeur MALVOZ et le Dr R. LAKAYE 0.50

12. Les consultations de nourrissons et l'hérédo-syphilis, par le professeur BAYET (tirage à part d'un article récemment paru dans un journal médical) . . . 0.50